BEI GRIN MACHT SICH IHR WISSEN BEZAHLT

AF140322

- Wir veröffentlichen Ihre Hausarbeit, Bachelor- und Masterarbeit

- Ihr eigenes eBook und Buch - weltweit in allen wichtigen Shops

- Verdienen Sie an jedem Verkauf

Jetzt bei www.GRIN.com hochladen und kostenlos publizieren

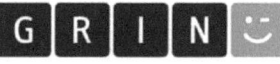

Bibliografische Information der Deutschen Nationalbibliothek:

Die Deutsche Bibliothek verzeichnet diese Publikation in der Deutschen National-
bibliografie; detaillierte bibliografische Daten sind im Internet über http://dnb.d-
nb.de/ abrufbar.

Impressum:

Copyright © 2015 GRIN Verlag
Druck und Bindung: Books on Demand GmbH, Norderstedt Germany
ISBN: 9783668850712

Dieses Buch bei GRIN:

https://www.grin.com/document/452242

Nina Hamberger

Einsatz der Nintendo Wii in der Arbeit mit demenzerkrankten Senioren

Konzept für Wohn- und Tageseinrichtungen

GRIN Verlag

GRIN - Your knowledge has value

Der GRIN Verlag publiziert seit 1998 wissenschaftliche Arbeiten von Studenten, Hochschullehrern und anderen Akademikern als eBook und gedrucktes Buch. Die Verlagswebsite www.grin.com ist die ideale Plattform zur Veröffentlichung von Hausarbeiten, Abschlussarbeiten, wissenschaftlichen Aufsätzen, Dissertationen und Fachbüchern.

Besuchen Sie uns im Internet:

http://www.grin.com/

http://www.facebook.com/grincom

http://www.twitter.com/grin_com

Universität Siegen

Bildung und Soziale Arbeit (MA)

Einsatz der Nintendo Wii in der Arbeit mit demenzerkrankten Senioren

Konzept für Wohn- und Tageseinrichtungen für Senioren

Vorgelegt von

Nina Hamberger

Waldbröl, 04.09.15

Inhaltsverzeichnis

1. Motivation

Beginnend in den 90er Jahren lässt sich der Werdegang der bloßen *Alterssenilität* zum ernstzunehmenden Krankheitsbild *Demenz* beobachten. In Folge dessen stellte sich die Erkenntnis ein, dass es im Zuge der Erkrankung schnell zu einer sowohl extrinsisch als auch intrinsisch motivierten sozialen Isolation kommt. Demenzerkrankte Senioren sind innerhalb der Gesellschaft oftmals sich selbst überlassen und vereinsamen zusehends. Weiterhin zeigte sich, dass die Krankheit in ihrer Umwelt auf wenig Verständnis und Anerkennung trifft und es gerade im sozialen Bereich nur wenige spezifische Hilfsangebote für Erkrankte und deren Angehörigen gibt. Dieser Missstand ist ein Ansatzpunkt für die Soziale Arbeit.

Im Verlauf der letzten Jahre ist Demenz zu einem weltweit vermehrt auftretenden Krankheitsbild geworden, damit einher geht die Entwicklung neuer Arbeitsmethoden und Hilfsangebote. Altenheime verfügen inzwischen oft über eigene, jedoch separierte Stationen für demenziell Erkrankte. Es kommt zu Gründungen spezieller Demenz-Wohngruppen, die dem Prinzip des *Betreuten Wohnens* folgen. Pflegepersonal wird allmählich für den speziellen Umgang geschult. Obwohl die Demenzkrankheit inzwischen medizinische Anerkennung findet, mangelt es aber immer noch an Verständnis in der Öffentlichkeit. Ein Grund dieser Problematik zeigt sich im Umgang mit dem Erkrankten, die Unwissenheit wie man mit ihm umgehen und sich mit ihm beschäftigen kann. Gerade in Bezug auf Beschäftigungsangebote für Demenzerkrankte gibt es kaum spezifische Methoden. Hier kann sich die Soziale Arbeit als Vermittler zwischen dem Erkrankten und seiner sozialen Umwelt verorten.

Nur wenige Senioren setzen sich mit digitalen Medien wie Computern oder gar Spielekonsolen auseinander. Für die meisten ist der Umgang zu kompliziert, es herrschen offenbar zu viele Barrieren. Es hat sich jedoch gezeigt, dass gerade das Auseinandersetzen mit neuen Medien sich positiv auf die kognitiven Fähigkeiten und das Gedächtnis auswirkt. Inzwischen gibt es sogar Spielekonsolen die motorische Fähigkeiten fördern. Verschiedene medizinische wie wissenschaftliche Institute, vorwiegend im Ausland, haben ihren Fokus auf die Kompatibilität von Videospielen für Senioren gelegt und deren Auswirkungen auf ihr Lebensumfeld getestet. Es wird ebenfalls ein Augenmerk auf den Umgang demenziell Erkrankter mit digitalen

Medien gelegt. Die Gruppe der demenziell Erkrankten war bis dato eher zufällig unter den Testsubjekten zu finden. Bei den aktuellen Versuchen wird speziell darauf geachtet ob durch die Nutzung eine evtl. Verbesserung des psychophysischen Zustandes auftritt. Verschiedene Beobachtungen zeigen, dass während des Spielens weniger Anzeichen einer Demenz auftreten. Außerdem kann regelmäßiges Spielen zur allgemeinen Verbesserung der Reaktionszeit führen. In amerikanischen Seniorenheimen werden aufgrund dessen seit Jahren Videospielkonsolen in der Pflege eingesetzt.

Unter sozialarbeiterischen und pädagogischen Aspekten betrachtet können digitale Medien das Methodenspektrum in der Arbeit mit demenzerkrankten Senioren erweitern. Eine solche Erweiterung findet bereits in unterschiedlichen Sparten statt. Es kann eine Verbindung zu Kindern und Jugendlichen darstellen oder aber behinderten Menschen neue Zugänge in ihre soziale Umwelt verschaffen. In der Arbeit mit demenzerkrankten Senioren ist neben der seelischen und körperlichen Betreuung vor allem die Beschäftigung und Förderung ein wichtiger Bestandteil der Fürsorge. Hier werden in der Regel Methoden angewendet die kognitive und motorische Fähigkeiten fördern, dies kann z.B. in Form von Gedächtnis- und Bewegungsspielen geschehen. Verschiedene Videospiele, vor allem solche mit Bewegungssteuerung, erfordern die Anwendung kognitiver und motorischer Fähigkeiten. In Zuge dessen könnten Videospiele in eine Betreuungsplanung mit einbezogen werden. Weiterhin können Videospiele diesem spezifischen Klientel neue Beschäftigungsmöglichkeiten aufzeigen und sogar den Gemeinschaftssinn durch Teamspiele fördern.

In diesem Projekt soll der Fokus hauptsächlich auf einer evtl. Verbesserung der Lebensqualität legen. Lebensqualität beinhaltet viele verschiedene Aspekte, im Fall demenziell Erkrankter sollte sie insbesondere das persönliche Wohlbefinden, ein Gefühl von Sicherheit und einen stabilen Gesundheitszustand umfassen. Der Alltag demenziell Erkrankter leidet oftmals unter der Ausgrenzung durch das soziale Umfeld, somit ist häufig nur die Option gegeben sich alleine zu beschäftigen. Hinzu kommt, dass Demenz entweder körperliche Unruhe hervorruft und somit einen hohen körperlichen Bewegungstrieb, oder aber körperliche Beschäftigung auf ein Minimum reduziert. All dies beeinträchtigt das Wohlbefinden des Klienten und somit seine Lebensqualität. Videospiele können eine Beschäftigungsoption darstellen. Sie bieten körperlich aktiven wie auch inaktiven Klienten die Möglichkeit der Betätigung und lassen sich auf die Wünsche und Bedürfnisse der Klienten anpassen.

2. Demenz

a. Demenz– ein allgemeiner Überblick

Die Alzheimer-Krankheit (benannt nach Alois Alzheimer) ist seit ca. 1900 bekannt. Wesentliche Erkenntnisse im Bereich der demenziellen Erkrankungen sind seit den 1970er Jahren bekannt, bzw. eine einheitliche Einteilung der Diagnostik existiert erst seit den 1990er Jahren. Seit 1980 ist der Begriff der Alzheimer-Demenz klinisch-wissenschaftlich akzeptiert. Demenz stammt von dem lateinischen Begriff *„demens"* (25 v.Chr.) ab und bedeutet: des Verstandes beraubt. 1797 prägt der Mediziner Dr. Pinel den Begriff der Demenz als eine chronisch verlaufende Erkrankung. Ab dem 19.Jahrhundert fällt unter diesen Begriff jede Form des psychischen Abbaus im Rahmen einer chronischen Hirnerkrankung.[1]

Nach Angaben von *Alzheimer's Disease International* wurden 2008 24,3 Millionen Demenzfälle weltweit diagnostiziert, davon 30% in Europa.[2] Die Prävalenz in Deutschland betrug nach Angaben aus dem Jahr 2010 geschätzt zwischen 900 000 bis 1 200 000 Fälle im mittelschweren bis schweren Stadium. „Demenzerkrankungen gehören zu den wichtigsten psychischen Erkrankungen in Deutschland."[3] Gerade in der Altersgruppe der über 60Jährigen ist Demenz eine der häufigsten Diagnosen innerhalb der Gruppe psychischer Veränderungen. Die Gefahr einer Erkrankung steigt linear mit zunehmendem Alter. Im Zuge steigender Lebenserwartung rechnet man dementsprechend mit einer deutlichen Zunahme an Demenzerkrankungen in den nächsten Jahren. Aktuell geht man von einer Inzidenz von 20 000 Erkrankungen pro Jahr aus.

---

[1] Löbach, Rita und Kastner, Ulrich: *Handbuch Demenz*, München: Urban & Fischer 2010, S.1
[2] Vgl. Berkman, Barbara und Kaplan, Daniel: *Dementia care: A global concern and social work challenge,* Durham University: International Social Work 2011, S.362
[3] Löbach und Kastner: *Handbuch Demenz*, S.3

b. Demenz – Pathologie

„Demenz (F00-F03) ist ein Syndrom als Folge einer meist chronischen oder fortschreitenden Krankheit des Gehirns mit Störung vieler höherer kortikaler Funktionen, einschließlich Gedächtnis, Denken, Orientierung, Auffassung, Rechnen, Lernfähigkeit, Sprache und Urteilsvermögen. Das Bewusstsein ist nicht getrübt. Die kognitiven Beeinträchtigungen werden gewöhnlich von Veränderungen der emotionalen Kontrolle, des Sozialverhaltens oder der Motivation begleitet, gelegentlich treten diese auch eher auf. Dieses Syndrom kommt bei Alzheimer-Krankheit, bei zerebrovaskulären Störungen und bei anderen Zustandsbildern vor, die primär oder sekundär das Gehirn betreffen."[4]

Demenz ist also eine langfristig (min. 6 Monate) bestehende Störung verschiedener kognitiver Leistungen. Die Erkrankung führt zu einem Absinken des individuellen Leistungsniveaus und einer Beeinträchtigung des Alltags. Da verschiedene Einzelsymptome in der Demenz zusammenwirken, spricht man medizinisch vom *Demenzsyndrom*. Dieses unterteilt sich in primäre und sekundäre Demenzformen. Zu den primären Demenzformen zählt u.a. die Alzheimer Krankheit, generell sind hier die Ursachen im Gehirn zu suchen. Im Fall der sekundären Demenzform ist die Ursache in anderen Krankheitsbildern, wie z.B. der Parkinsonerkrankung zu suchen.

Eines der wesentlichen Symptome der Demenz sind die kognitiven Störungen, diese können in unterschiedlicher Form auftreten, sind jedoch bereits im Frühstadium der Krankheit erkennbar. Allerdings treten sie nicht gleichzeitig auf, sondern entwickeln sich je nach Demenzstadium zu unterschiedlichen Zeiten. Alle Demenzerkrankungen haben jedoch gemein, dass sich mit Fortschreiten alle kognitiven Symptome zunehmend verschlechtern. Zu den kognitiven Symptomen zählen:

- Störung des Gedächtnis
- Einschränkung von Urteilsvermögen und Fähigkeit der Problemlösung
- Orientierungsstörungen
- Aufmerksamkeitsstörungen
- Einschränkung der visokonstruktiven Fähigkeiten (Störung der gedanklichen Raumordnung)
- Einschränkung der praktischen Fähigkeiten
- Einschränkung der exekutiven Funktionen

---

[4] Deutsches Institut für medizinische Dokumentation und Information: *ICD10*: http://www.dimdi.de/static/de/klassi/diagnosen/icd10/htmlgm2012/block-f00-f09.htm

4

- Aphasie (Sprachstörungen, von Wortfindungsstörungen bis hin zum Sprachverlust)
- Apraxie (Werkzeugstörung, Unfähigkeit, Handlungen und Bewegungsabläufe sinnvoll auszuführen)
- Agnosie (Störung des Wiedererkennens von Objekten, Subjekten oder Handlungsabläufen. Dazu zählt auch das Nichterkennen der eigenen Krankheit, die Anosognosie)

Die psychischen Symptome und Verhaltensänderungen werden von kognitiven abgegrenzt und unter dem Begriff *BPSD* zusammengefasst (Englisch: behavorial and psychological symptoms of dementia). Dieser Symptomkomplex ist von besonderer Bedeutung für Versorgung, Therapie und Pflege des Erkrankten. Wichtige Aspekte des BPSD sind vor allem die multifaktorielle Bedingtheit und der Umstand, dass BPSD die Auswirkung einer regionalen, z.b. im Gehirn verorteten Funktionsstörung sind. Einschneidende Erlebnisse können Symptome verstärken, auch negativ geprägte Krankenhausbesuche können hierzu beitragen.

Psychische Symptome haben gemein, dass sie nicht konstant sein müssen. Sie können über längere Phasen auftreten, an Intensität gewinnen, sich zurückbilden oder gar verändern. Psychische Symptome bei Demenzerkrankungen sind:

- Angst, Misstrauen, Furcht
- Depressivität
- Verkennungen und Halluzinationen
- Frustrationen

Diese Symptome können z.B. als Folge der organischen Veränderungen (organische Depression) oder der psychischen Verarbeitung der zunehmenden kognitiven Leistungseinbußen (reaktiv depressive Störung) auftreten. Zu den häufigsten Verhaltensänderungen zählen u.a. Umherlaufen, Störungen des Schlaf-Wach-Rhythmus, Rufen und Schreien, Aggressivität, sowie das zwanghafte Sammeln und Verstecken.

Im zumeist fortgeschrittenen Stadium der Demenz treten zusätzlich körperliche Symptome auf, die vereinzelt auch in Frühstadien beginnen können. Eine große Problematik sind hier neurologische Störungsbilder. Hier kann der Fokus, im Gegensatz zum Schlaganfall, nur auf ein verlangsamtes Fortschreiten der Krankheit und auf eine Stabilisierung gelegt werden. Weitere Symptome sind u.a. Gehstörungen, die häufig zu Stürzen führen und ein vermindertes Hunger-/Durstgefühl.

Oftmals wird der Beginn einer Demenz mit normalem Altern verwechselt. Dabei gibt es unverwechselbare Warnzeichen für eine beginnende demenzielle Erkrankung. Zu nennen ist hier zum einen der soziale und emotionale Rückzug, der bereits im Anfangsstadium der Demenz auftritt, sowie Probleme in der Alltagsführung. Außerdem tritt eine verminderte Merkfähigkeit und Orientierungslosigkeit auf, selbst an vertrauten Orten.

Die Demenzerkrankung ist in den letzten Jahren zu einem weltweit vermehrt auftretenden Krankheitsbild geworden. Im Zuge des demographischen Wandels wird der Umgang mit dieser Alterserkrankung zukünftig immer prägnanter werden.

c. Demenz - Therapieformen

Zum aktuellen Zeitpunkt ist die Heilung der primären Demenzerkrankungen nicht möglich, ergo richten sich therapeutische Bemühungen auf eine Stabilisierung oder Verlangsamung des Krankheitsverlaufs. Außerdem ist eine Verminderung der Begleitsymptome, die Entlastung und Unterstützung der Angehörigen und Pflegenden, sowie die Sicherung des Hilfssystems von Bedeutung. Das subjektive Wohlbefinden des Patienten und die Abwehr von Fremd- oder Eigengefährdung sind ebenfalls wichtige Therapieziele. Zu beachten ist jedoch, dass viele Behandlungskonzepte dem Alltag entwachsen und es somit keine wissenschaftlichen Studien über deren Wirksamkeit gibt. Viele Konzepte fungieren erfahrungsorientiert.

Bei der Ausrichtung des Gesamtbehandlungskonzeptes sollte eine multiprofessionelle Orientierung gegeben sein, die sowohl an die individuelle Situation des Betroffenen, als auch an den Krankheitsverlauf angepasst werden muss.

Eine Grundvoraussetzung ist die allgemeinmedizinische Basisbehandlung um körperliche Begleitsymptome zu erkennen und zu behandeln. Im weiteren Verlauf unterscheiden sich die vorrangigen Maßnahmen nach dem Krankheitsstadium. Zu Beginn der Erkrankung stehen progressionsverhindernde Maßnahmen und Beratungsangebote für Angehörige im Vordergrund. Ein wirksames Hilfssystem muss unter Berücksichtigung finanzieller, juristischer und pflegerischer Rahmenbedingungen entwickelt werden. Im folgenden Verlauf kommen medikamentöse Therapieformen der Begleitsymptome zum Tragen, während im letzten Krankheitsstadium somatisch-pflegerische Maßnahmen im Vordergrund stehen. Hier treten oftmals ethischen Fragstellungen bezüglich lebensverlängernden und freiheitsentziehenden Maßnahmen in den Vordergrund. Ein wichtiger Punkt, der sich durch alle Stadien zieht und ein Ansatzpunkt für die Soziale Arbeit ist, ist die durchgängige Begleitung der Angehörigen.

Im psychotherapeutischen Bereich kann bis ins mittlere Krankheitsstadium mit dem Patienten individuell gearbeitet werden. Wichtige Themen sind hier z.B. der erlebte Kompetenzverlust, Umgang mit Stress und Stimmungsschwankungen, sowie die Erarbeitung externer Gedächtnisstützen und Hilfsmittel. Die Therapie hat zum Ziel Verhaltensveränderungen und psychische Begleitsymptome zu reduzieren und so dem Patient bei der Bewältigung seiner Krankheit zu unterstützen. Dabei obliegt es dem Therapeuten durch Wiederholungen der Sitzungen Kontinuität zu gewährleisten. Die Psychotherapie kann das Wohlbefinden des Patienten und seiner Familie fördern. Oftmals finden psychotherapeutische Sitzungen im Rahmen einer Familientherapie statt.

Ein wesentlicher Bestandteil diverser Konzepte und Verfahren ist die Erinnerungs- oder Biografiearbeit. Sie dient der emotionalen Entlastung und ist als Mittel zum besseren Verstehen, zur Kommunikation, zur Stärkung der Identität und zur geistigen Aktivierung des Patienten zu sehen. Es ist jedoch zu beachten, dass es innerhalb der Biografiearbeit u.a. zu einer Retraumatisierung kommen kann, dementsprechend sollte immer nur mit den Inhalten gearbeitet werden, die der Patient intrinsisch thematisiert. So kann besser auf verschiedene Verhaltensveränderungen eingegangen werden, einige können sich sogar aus der Biografiearbeit heraus erklären.

Innerhalb der Milieutherapie ist man versucht die materielle und soziale Umwelt an die veränderte Wahrnehmung, Empfindung und Kompetenz des Demenzerkrankten anzupassen. Es wird versucht den ursprünglichen häuslichen Alltag des Patienten möglichst genau nachzustellen um den Erhalt von Alltagsfähigkeiten und Kompetenzen zu fördern. Dies dient auch der Symptomlinderung psychischer Störungen und Minderung von Verhaltensänderungen. Aufgrund der Schwierigkeit der Umsetzung innerhalb einer Einrichtung ist dieses Verfahren jedoch sehr störungsanfällig, so kann bereits die Krankheit einer Pflegekraft das bestehende Konzept kippen. Die Milieutherapie kann jedoch Normalität und Sicherheit bieten, während die klassische Institution des Krankenhauses oder Altenheimes oftmals Unselbstständigkeit und sozialen Rückzug fördern.

Im Zuge der verschreibungspflichtigen Ergotherapie kann der Patient auf verschiedene Art und Weise aktiviert werden. Sie soll eine größtmögliche Handlungsfähigkeit im Alltag gewährleisten, sowie Lebensqualität fördern und eine gesellschaftliche Partizipation ermöglichen. Ziele sind hier u.a.:

- Förderung der motorisch-funktionellen Fähigkeiten und Erhaltung der Grundmobilität, sowie Geschicklichkeit
- Aktivierung und Förderung kognitiver Fähigkeiten
- Selbsthilfetraining zur Erhaltung größtmöglicher Selbstständigkeit
- Erhaltung der Kontaktfähigkeit, Kommunikation und Orientierung
- Psychische Stabilisierung

Hier können auch kreativtherapeutische Verfahren zum Einsatz kommen. Da sich oftmals die sprachliche Ausdrucksfähigkeit der Demenzerkrankten im Zuge der Krankheit verschlechtert, können diese Techniken zunehmend an Bedeutung gewinnen.

Zur medikamentösen Therapie gegen Demenz werden Antidementiva als Basistherapie eingesetzt. Sie gelten progredienzverzögernd und haben ebenfalls eine positive Wirkung auf nichtkognitive Begleitsymptome. Allerdings wirken Antidementiva nicht bei allen Erkrankten und die reale Verschreibungssituation beträgt 10-20% aller Erkrankten. Oftmals werden zur Beruhigung in Altenheimen Psychopharmaka eingesetzt.

Die Problematik der wissenschaftlichen Forschung begründet sich darin, dass es keine homogene Gruppe Demenzerkrankter gibt. Jede Erkrankung verläuft unterschiedlich und jeder Erkrankte erfordert eine individuell auf ihn zugeschnittene Form der Therapie.

3. Zielsetzung
a. Ziele und Umsetzung

Ziel des Projektes *Einsatz der Nintendo Wii in der Arbeit mit demenzerkrankten Senioren* ist Aufzuzeigen, dass Videospiele ein sinnvolles Beschäftigungspotential für demenziell erkrankte Senioren bieten und ihre Lebensqualität verbessern können.

Im Zuge der Demenzerkrankung ziehen sich Senioren häufig innerhalb des gewohnten Wohnraumes zurück. Körperliche Symptome und soziale Ausgrenzung erschweren Unternehmungen außerhalb dieser Räumlichkeiten. All dies schränkt die Beschäftigungsmöglichkeiten für demenziell Erkrankte stark ein. Hier bietet die Nintendo Wii einen interessanten Ansatzpunkt. Aufgrund der einfachen Bedienungsmöglichkeiten bietet sie Spielpotential für ein breites Publikum.

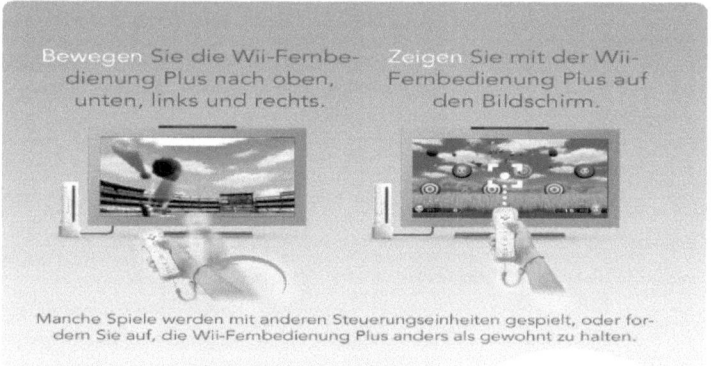

Abb.1: Bewegungssteuerung der Nintendo Wii (Nintendo:
http://www.nintendo.de/NOE/de_DE/wii_54.html)

Die Steuerung eines Spiels erfolgt über ein infrarotgesteuertes Sende- und Empfangssystem. So werden die Bewegungen des Spielenden eins zu eins auf den Bildschirm übertragen, die Spielhandlung wird beinahe komplett über Bewegung gesteuert. Abhängig vom Spiel kann sich der Körpereinsatz von den Armen bis hin zum ganzen Körper ausweiten. Spiele können allerdings auch aus einem Sessel oder gar aus dem Bett heraus gespielt werden, sofern nur der Einsatz der Arme erfordert wird. Verschiedene Spielegenres bieten ein breites Spektrum an Möglichkeiten, von Sportsimulationen über Musikspiele bis hin zu Quizspielen. Die Wii bietet so z.B. die Möglichkeit annähernd sportliche Aktivitäten in der Sicherheit des Wohnraumes auszuführen. Mittels zusätzlicher Hardware (dem *Wii-Fit Board*) können ebenfalls Gleichgewichtsverlagerungen auf den Bildschirm übertragen werden. Die große Auswahl an Spielen ermöglicht es sowohl interessenorientiert, als auch biographisch mit dem Erkrankten arbeiten zu können. War die Person in der Vergangenheit z.B. in einem Kegelverein, bietet es sich an *Wii-Bowling* einzusetzen. Eine musikalisch veranlagte Person kann mittels *Wii-Music* ihr bekannte Lieder nachspielen auch wenn sie nicht mehr in der Lage ist ein Musikinstrument zu nutzen. Die Wii kann so, indem sie biographisch eingesetzt wird, der Aufrechterhaltung sowohl körperlicher als auch kognitiver Fähigkeiten dienlich sein. Verschiedene Projekte belegen positive Effekte auf Demenzerkrankte durch Nutzung der Wii. Der *Wii Remote* Controller erinnert stark an eine Fernbedienung, dementsprechend kann sie den TeilnehmerInnen auch präsentiert werden. Der Hauptschalter, der A-Knopf, erregt schnell die Aufmerksamkeit und lässt sich von den Teilnehmern gut drücken. Lediglich der Kippschalter auf der Rückseite, der B-Knopf, kann für leichte Irritationen sorgen.

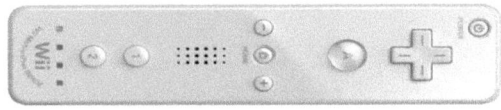

Abb. 2: Wii Remote
http://www.amazon.de/Nintendo-Wii-Remote-Plus

Das Projekt soll mithilfe der Nintendo Wii und dem Spiel Wii-Sports in einer segregativen Demenz-Wohngemeinschaft umgesetzt werden. In der *Senioren Siedlungsgesellschaft* leben demenziell Erkrankte in Form einer Wohngemeinschaft zusammen. Diese wird von einem ambulanten Pflegedienst in allen Belangen versorgt. Die Vorteile dieses segregativen Konzeptes liegen u.a. in dem familienähnlichen Charakter. Es gibt einen gemeinsamen Wohn- und Küchenraum, wo sich die Bewohner an allen gewohnten Haushaltstätigkeiten beteiligen können. Die klassische Rollenverteilung von Pflege und Hauswirtschaft verschwimmt hier. Auch kann eine therapeutische Spezialisierung auf die Demenzerkrankten stattfinden, die in einer integrativen Wohngemeinschaft u.U. nicht gegeben ist. Die Umgebung ist milieutherapeutisch dem Alltag der Patienten nachempfunden und wirkt so stressmindernd und Sicherheit gebend auf die Bewohner.

Binnen eines mind. 4-wöchigen Zeitrahmens (2x wöchentlich) soll mit den Bewohnern ca. eine halbe Std. pro Sitzung an der Nintendo Wii gespielt werden. Hierfür soll primär die Kompilation Wii-Sports präferiert werden. Es soll beobachtet werden wie die Erkrankten mit dem fremden Medium umgehen und ob sie aus dem Spiel etwas für sich gewinnen können. Im Anschluss kann das Projekt in der Einrichtung etabliert und durch das Betreuungspersonal auf andere Spiele ausgeweitet werden. Die einmaligen Anschaffungskosten der Konsole inkl. Spiele belaufen sich auf ca. 100€ und können gut gebraucht erworben werden.

Die Interdisziplinarität der Sozialen Arbeit ermöglicht ein breites Methodenspektrum. Mittels medienpädagogischer Kompetenzen kann die Scheu vor ungewohnter Technik abgebaut und ein einfacher Zugang zum neuen Medium konzipiert werden. Psychologische Kompetenzen ermöglichen die Betreuung und Unterstützung der Teilnehmer. Dazu gehört auch die Bestärkung der TeilnehmerInnen in ihrem Handeln um ihnen Sicherheit zu vermitteln. Eine eventuelle Verbesserung der Lebensqualität soll vor allem durch die wissenschaftliche Methode der *Teilnehmenden Beobachtung* und einzelne Befragungen der TeilnehmerInnen evaluiert werden. Außerdem werden ergänzende Beobachtungen des Pflegepersonals in die Evaluation einbezogen.

b. Forschungsprojekte mit der Nintendo Wii

Aktuelle Projekte in Bezug auf Videospiele und Senioren beschäftigen sich ausschließlich mit der Nintendo Wii und deren Auswirkungen. Weitere Studien mit Senioren und Videospielen reichen bis 1987 zurück. In der Studie *The Effects of Videogame Playing on the Response Selection Processing of Elderly Adults* von Jane E. Clark, Ann K. Lanphear und Carol C. Riddick wurde mittels bestimmter Spiele eine Verbesserung der Reaktionszeit bei Senioren gemessen. In einer Nachfolgestudie von 1997, *Video Games and the Elderly* von Jeffrey Goldstein, Lara Cajko, Mark Oosterbroek, Moniek Michielsen, Oscar van Houten und Femke Salverda bestätigt sich dies.

TABLE 1
EFFECTS OF PLAYING VIDEO GAMES ON MAIN DEPENDENT MEASURES

	EXPERIMENTAL GROUP		CONTROL GROUP	
	Mean	sd	Mean	sd
Reaction time (msecs)				
Before	1287.5	257.3	1269.1	206.7
After	940.5	202.5	1158.1	149.5
Change	347.0	149.9	111.0	121.4

Abb. 3: Effects of Playing Video games on Main Dependent Measures (*Video games and the Elderly*, S. 349)

Zu damaliger Zeit fußten Videospiele auf einem stark reaktiven Prinzip, es ging darum im richtigen Moment den richtigen Knopf zu drücken. Heute bieten Videospiele wesentlich interaktivere Möglichkeiten, z.B. durch die Übertragung von Bewegung auf den Bildschirm wie im Falle der Nintendo Wii.

2008 starten Markus Deindl und Josef Kiener (Studenten der Sozialen Arbeit an der FH München) das bis heute andauernde Projekt *Senioren an die Konsole!* in einem Münchner Seniorenheim. Im Zuge des Spiels Wii-Bowling werden Mannschaften aufgestellt und Turniere abgehalten. Ziele waren hier zum Beispiel die Aktivierung, Reaktivierung und Förderung von kognitiven und motorischen Fähigkeiten der Senioren, außerdem eine Stärkung des Gemeinschaftssinns innerhalb der Einrichtung. Es zeigte sich, dass das Spielkonzept der Wii einen positiven Effekt auf das Sozialverhalten in Kleingruppen aufwies, auch Demenzerkrankte waren in der

Lage sich in ein Team zu integrieren und sich die leichten Bewegungsabläufe zu merken. Eine Akzeptanzstudie der Diakonie Bayern in Zusammenarbeit mit der psychiatrischen Universitätsklinik Erlangen-Nürnberg aus dem Jahr 2009 bestätigt diese Ergebnisse und zeigt in Form von kognitiven Testungen Verbesserungen der kognitiven Fähigkeiten auf. „Der durchschnittliche Wert des DemTect stieg von 9,3 auf 9,9 und des MMST von 23,9 auf 24,6."[5] Dies ergab sich binnen eines Zeitrahmens von 11 Wochen.

Aus Frankreich und Australien stammen Ergebnisse die aufzeigen, dass die Symptome der Demenz während dem Spiel mit der Wii in wesentlich geringerer Konzentration auftreten. Alissa Westphal von der *Academic Unit for Psychiatry of old age, University of Melbourne*, Robin Attoe, Danielle Harris und Hazel Sargeant vom *St. Vincent's Aged Psychiatry Service, Melbourne* konnten in der Studie *Using the Wii with people with behavioural and psychological symptoms of dementia (BPSD)* von 2008 eine Reduzierung der Demenzsymptome während des Spiels mit der Wii feststellen. Während der 30 minütigen Sitzungen reduzierten sich die BPSD im Durchschnitt von zuvor 0,708 Punkten auf 0,331.

Mélodie Boulay, Samuel Benveniste, Sandra Boespflug, Anne-Sophie Rigaud von der medizinischen Fakultät der *Université Paris Decartes* und Pierre Jouvelot der *MINES ParisTech* kreierten ein Musikspiel für die Wii, speziell für Demenzerkrankte. In ihrer Studie *A Pilot Usability Study of MINWII, a Music Therapy Game for Demented Patients* von 2011 testeten sie 3 Monate lang das Spiel, in dem es darum geht mit der Wii-Fernbedienung auf ein virtuelles Keyboard zu deuten, so Töne zu erzeugen und letzten Endes Musikstücke nachzuspielen. Im Gegensatz zu Wii-Music ist es wesentlich einfacher gehalten und stärker auf die Verwendung einer Klaviertastatur ausgerichtet. Binnen der 3 Monate zeigte sich eine deutliche Lernkurve der Teilnehmer, sowie eine hohe Akzeptanz des Spiels. MINWII bietet in der Biografiearbeit die Möglichkeit auf zurückliegende musikalische Erfahrungen zurückzugreifen. Selbst wenn die Musikinstrumente inzwischen verlernt wurden, können altbekannte Lieder hier auf einfache Art und Weise aufgearbeitet werden.

---

[5] Diakonie Bayern: *Videospiele in Einrichtungen der stationären Altenhilfe*, Nürnberg: Diakonisches Werk Bayern e.V. 2009, S.8

In den USA werden Videospielkonsolen, u.a. die Nintendo Wii, bereits seit Jahren in Altersheimen integriert. Hier zeigt sich eine Verbesserung der physischen und kognitiven Fähigkeiten, außerdem eine Steigerung des Reaktionsvermögens, sowie des Wohlbefindens. Es erfolgen sowohl eine ergotherapeutische Nutzung zur Stabilisierung der Senioren, wie auch der reine Beschäftigungsnutzen.

Die Wii hat also eindeutig Auswirkungen auf die Lebensqualität von Senioren und demenziell Erkrankter. An diesem Punkt soll das nachfolgende Projekt angesetzt werden mit dem speziellen Fokus auf demenziell erkrankten Senioren. Außerdem soll ein Vergleich zwischen dem Spiel in einer segregativen und einer integrativen Gruppe geführt werden. Hierbei soll sich herausstellen in welchem Umfeld die demenziell erkrankten TeilnehmerInnen sich wohler fühlen und aktiver sind.

4. Teilnehmende Beobachtung

Ziel der teilnehmenden Beobachtung ist es, „[…] die subjektiven Bedeutungen, die die Akteure mit ihrem Handeln verbinden, offen zu legen und sie in ihrer Bedeutung für allgemeine soziale und gesellschaftliche Strukturen darzustellen und zu bewerten."[6] Um dieses Ziel zu erreichen müssen einige Grundstrukturen und Kennzeichen beachtet werden.

Ein maßgebliches Kennzeichen der teilnehmenden Beobachtung ist deren Anwendung in der natürlichen Lebenswelt der TeilnehmerInnen und die Teilnahme am Alltagsleben.[7] Die Beobachtung soll deshalb im Wohnzimmer der Wohngemeinschaft stattfinden. Der offen gestaltete Wohnraum mit Blick in den Garten wird von den BewohnerInnen zum gemeinsamen Fernsehen oder Lesen verwendet. Alle BewohnerInnen akzeptieren die Wohngemeinschaft als ihren Lebensraum und zeigen keinerlei Ambitionen in ihre alte Behausung zurückzukehren. Gruppenaktivitäten sind in der Regel extrinsisch motiviert, in der Regel werden Gesellschaftsspiele oder andere Gruppenaktivitäten durch das Betreuungspersonal vorgeschlagen und organisiert. Trotzdem suchen die

---

[6] Mikos, Lothar und Wegener, Claudia: *Qualitative Medienforschung. Ein Handbuch*, Konstanz: Utb 2005, S.318
[7] Vgl. Lamnek, Siegfried: *Qualitative Sozialforschung*, Basel: Beltz 2010, S.499

BewohnerInnen intrinsisch die räumliche Nähe zueinander. Das gemeinsame Kaffeetrinken zur Nachmittagszeit ist allen BewohnerInnen wichtig und bietet eine Plattform für kurzweilige Gespräche. Alle BewohnerInnen haben gemein, dass sie sich über die Möglichkeit freuen sich, im Rahmen ihrer Möglichkeiten, körperlich zu betätigen. Dies kann z.B. in Form eines gemeinsamen Spaziergangs in den nahe gelegenen Ort geschehen.

Das Projekt ist von zweierlei Seiten Restriktionen unterworfen. Zum einen den technischen Restriktionen der Nintendo Wii, die es z.B. erblindeten Menschen nicht ermöglichen am Spiel teilzunehmen. Zum anderen Restriktionen durch die Demenzerkrankung, die eine persönliche Befragung der TeilnehmerInnen erschwert. Es soll dementsprechend eine qualitative Auswertung der Kommunikation zwischen den TeilnehmerInnen und dem Betreuungspersonal erfolgen.

Bei der Beobachtung ist von Bedeutung, dass es zwei unterschiedliche Erfahrungen von Realität gibt. Die kognitiv-betrachtende Erfahrung stellt die Beobachtung im engeren Sinne dar, die emotional-teilnehmende Erfahrung das eigentliche Verstehen von dem was beobachtet wird. In Bezug auf letzteres ist es wichtig auf eine objektive Wahrnehmung zu achten. Gerade bei zunehmender Vertrautheit zu den TeilnehmerInnen kann es zu einer Wahrnehmungsverzerrung kommen. Hierbei werden Beobachtungen mit abnehmender Aufmerksamkeit nur noch selektiv wahrgenommen, minimale Effekte gehen oftmals unter. Gegenstand der teilnehmenden Beobachtung ist das soziale Handeln der TeilnehmerInnen. Es soll beobachtet werden wie sich die TeilnehmerInnen in Bezug auf das Spiel verhalten, wie es ihren Alltag beeinflusst und die Interaktion untereinander.

In der Phase der deskriptiven Beobachtung werden die TeilnehmerInnen an das Spiel herangeführt. Hier ist es wichtig sie in ihrem Tun zu bestärken und ihnen die Unsicherheit im Umgang mit dem fremdartigen Medium zu nehmen. Im Sinne der Sozialen Arbeit werden die TeilnehmerInnen dort abgeholt wo sie gerade sind. Es soll mit den Ressourcen gearbeitet werden welche die TeilnehmerInnen vorweisen. Außerdem soll biographisch erarbeitet werden ob die TeilnehmerInnen bereits Aktivitäten aus dem Projekt in der Vergangenheit ausgeübt haben, z.B. Kegeln.

Innerhalb der *Face-toFace Interaktion*[8] ist es wichtig auf den aktuellen Zustand der TeilnehmerInnen einzugehen und ihrem emotionalen Zustand entsprechend zu begegnen. Es ist darauf zu achten, dass alle TeilnehmerInnen freiwillig an den Projektterminen teilnehmen und sich niemand gezwungen fühlt.

Durch die Form der offenen Beobachtung werden die Projektbeauftragten selbst Teil des zu beobachtenden Feldes.[9] Dies bedeutet sowohl aktiv am Projekt teilzunehmen, als auch passiv die TeilnehmerInnen zu beobachten und sich weitestgehend sich selbst zu überlassen. Während der aktiven Phase wird das Spiel erklärt und vorgeführt. In der passiven Phase werden die TeilnehmerInnen bei der Interaktion mit dem Spiel und untereinander beobachtet.

Dabei werden die TeilnehmerInnen offen und direkt beobachtet, ihnen ist bewusst, dass man mit ihnen etwas Neues ausprobieren möchte und sie akut dabei beobachtet um festzustellen was sie davon halten.. Es ist wichtig offen, flexibel und ohne Raster in die Beobachtung zu gehen.[10] Nur so können sich neue Hypothesen eröffnen und die offen gestaltete Frage nach einer Verbesserung der Lebensqualität in eine Richtung lenken.

In der abschließenden Phase der selektiven Beobachtung werden alle bisherigen Beobachtungen zusammengefasst und unter dem aktuellen Standpunkt der Beschäftigung mit dem Medium evaluiert. Hierfür wurde zusätzlich die Meinung des Pflegepersonals zu Rate gezogen.

„Das Verstehen ist exploratorisch, in dem es vielfach im Anfangsstudium einer Untersuchung bei der Aufstellung erster Hypothesen hilft. Es ist provisorisch, indem das dadurch vermittelte Wissen erst durch Kontrolle gesichert werden muß und es ist illustrativ, indem es bei der Auswertung der gewonnenen Materialien bestimmte Ergebnisse in ein besonderes Licht rücken, manches betonen, anderes zurücksetzen kann."[11]

---

[8] Vgl. Lamnek: *Qualitative Sozialforschung*, S.523
[9] Vgl. Lamnek: *Qualitative Sozialforschung*, S.511
[10] Vgl. Lamnek: *Qualitative Sozialforschung*, S.514
[11] Vgl. Lamnek: *Qualitative Sozialforschung*, S.501

5. Perspektiven für die Soziale Arbeit

Im Zuge des demographischen Wandels zeigt sich, dass sich gerade der Bevölkerungsanteil der 80jährigen und älter in einem starken Wachstum befindet. „Those people 80 years and older are the fastest growing segment of older adults world-wide [...] "[12] Dies erhöht prozentual die Wahrscheinlichkeit einer Demenzerkrankung. Generell ist den letzten Jahren Demenz zu einem weltweit vermehrt auftretenden Krankheitsbild geworden, was die Entwicklung neuer Arbeitsmethoden erfordert.

70% aller demenziell Erkrankten weltweit werden von Angehörigen daheim gepflegt. Mehr als 40% aller privaten Pfleger erkranken durch den psychischen, physischen und emotionalen Stress selbst, ein Drittel erkrankt an klinischen Depressionen.[12]

Die Soziale Arbeit kann hier als Schnittstelle zwischen Erkrankten, Angehörigen, medizinischen Positionen und Ämtern fungieren. Somit können die Angehörigen entlastet und eine optimale Betreuung des Erkrankten gewährleistet werden. Der multidisziplinarische Ansatz ermöglicht das Arbeiten in verschiedenen Bereichen die mit der Krankheit zu tun haben. Dazu gehört sowohl die biografische und pädagogische Arbeit mit dem Erkrankten, wie auch die psychologische Betreuung und Unterstützung der Angehörigen. Des Weiteren ist es der Sozialen Arbeit innerhalb des Case Managements möglich verschiedene Ressourcen zu aktivieren, z.B. innerhalb der Sozialen Netzwerkes des Klienten.

Der Anteil an Sozialarbeitern und Sozialpädagogen innerhalb der Betreuung demenziell Erkrankter zeigt sich gering. Dabei könnte die Soziale Arbeit in Zusammenarbeit mit Pflegefachkräften und Ergotherapeuten die Betreuung dieses Klientels fördern und unterstützten. Dies kann auf pädagogischer Ebene erfolgen, z.B. im Zuge einer kognitiven Förderung oder aber der Förderung der gesellschaftlichen Teilhabe.

Der Fokus des Projektes liegt auf der Aktivierung und Beschäftigung demenziell Erkrankter. Die Nutzung der Nintendo Wii kann verschiedene Ziele verfolgen und kombinieren. Sie bietet eine kognitive Förderung durch die Auseinandersetzung mit

---

[12] Berkman und Kaplan: *Dementia care: A global concern and social work challenge,* International Social Work 2011, S.362

etwas Neuem. Eine kognitive Förderung kommt gerade Senioren zu Gute welche sich im Anfangsstadium der Erkrankung befinden. Des Weiteren stellt sie eine Beschäftigungsmöglichkeit für Erkrankte in allen Stadien dar, die nur wenige Zugangsbarrieren aufweist. Somit also auch von bettlägerigen Klienten, wie auch Klienten im Rollstuhl genutzt werden kann.

In Verbindung mit Zusatzgeräten kann die Nintendo Wii zur körperlichen Förderung und Aktivierung eingesetzt werden. Das Wii Fit Board zeichnet sich z.b. durch verschiedene, auf die Verbesserung des Gleichgewichts abgezielte Übungen aus. Hier könnte die Soziale Arbeit eine evtl. Ergotherapie begleitend unterstützen.

Die Soziale Arbeit kann in Verbindung mit der Nintendo Wii biografisch arbeiten. Aktivitäten die in der Vergangenheit des Klienten von Bedeutung waren können anhand verschiedener Spiele und Sportprogramme aufgearbeitet werden. Von Vorteil ist hier, dass Sportarten barrierefrei vor dem Fernseher durchgeführt werden können und es keinerlei zusätzliche Ressourcen benötigt. Verschiedene Schwierigkeitsgrade ermöglichen es relativ exakt auf die persönlichen Ressourcen des Klienten einzugehen.

Das Spielen in der Gruppe kann förderlich für die Gruppendynamik und das Finden sozialer Kontakte sein. Es ist so möglich ein ausgeglichenes Gruppenklima zu fördern und gegen eine evtl. Isolation zu arbeiten. Des Weiteren könnte so eine Erweiterung und/ oder Festigung vorhandener sozialer Netzwerke erfolgen.

Zum einen können die Spiele mit Angehörigen und Bekannten durchgeführt werden. Dies bietet die Option ggf. angespannte Verhältnisse auf spielerischer Ebene zu entspannen. Zum anderen könnten, wie auch im Projekt *Senioren an die Konsole!* kleinere Wettbewerbe zwischen verschiedenen Einrichtungen stattfinden und somit neue soziale Kontakte für die Klienten schaffen.

Die Arbeit mit demenzerkrankten Senioren bietet ein breites Beschäftigungsfeld für verschiedene berufliche Branchen. Ein wichtiger Bestandteil stellt die Betreuung durch Pflegekräfte dar, die aber oftmals ausschließlich für den körperlichen Zustand verantwortlich sind. Die Soziale Arbeit findet hier, neben der Betreuung rechtlicher Angelegenheiten und der Angehörigen, ebenfalls die Möglichkeit aktiv mit dem Klientel zu arbeiten.

Lebensqualität liegt nicht nur das körperliche Wohlbefinden zu Grunde, sondern auch das seelische. Ein Umstand der in vielen Altenheimen oftmals aufgrund vorgeschriebener Zeitpläne zu kurz kommt. Hier sollte die Soziale Arbeit ansetzen, unterstützen und fördern. Dafür stehen ihr multidisziplinare Fähigkeiten zur Verfügung. Eine Methode diese umzusetzen könnte zukünftig die Nintendo Wii sein.

6. Literaturverzeichnis

Berkman, Barbara und Kaplan, Daniel: *Dementia care: A global concern and social work challenge,* Durham University: International Social Work 2011

Diakonie Bayern: *Videospiele in Einrichtungen der stationären Altenhilfe,* Nürnberg: Diakonisches Werk Bayern e.V. 2009

Deutsches Institut für medizinische Dokumentation und Information: *ICD10:* http://www.dimdi.de/static/de/klassi/diagnosen/icd10/htmlgm2012/block-f00-f09.htm

Lamnek, Siegfried: *Qualitative Sozialforschung,* Basel: Beltz 2010

Löbach, Rita und Kastner, Ulrich: *Handbuch Demenz,* München: Urban & Fischer 2010

Mikos, Lothar und Wegener, Claudia: *Qualitative Medienforschung. Ein Handbuch,* Konstanz: Utb 2005

7. Abbildungsverzeichnis

Amazon: http://www.amazon.de/Nintendo-Wii-Remote-Plus

Goldstein, Jeffrey, Cajko, Lara, Oosterbroek, Mark, Michielsen, Moniek, van Houten, Oscar, Salverda, Femke: *Video games and the* elderly, Palmerston North, Neuseeland: Society for Personality Research 1997, S.349

Nintendo: http://www.nintendo.de/NOE/de_DE/wii_54.html

OCMDshop: http://www.ocmodshop.com/wii-play-game-review

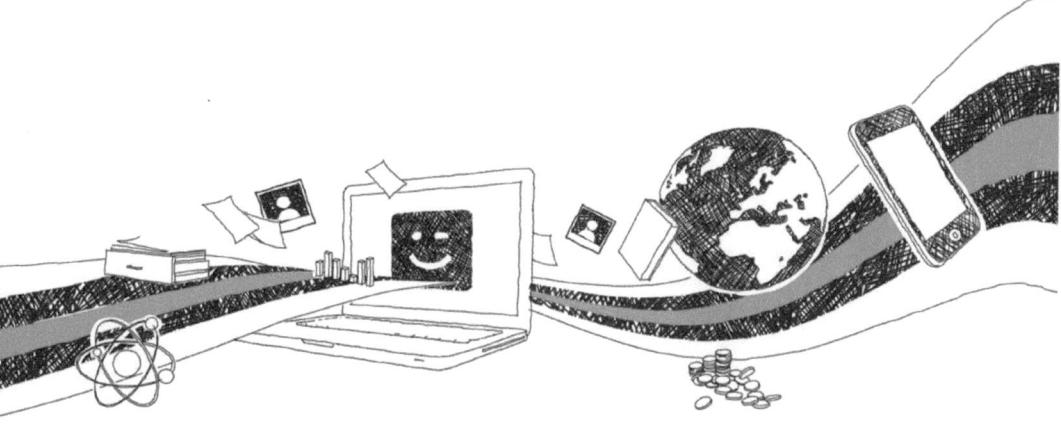
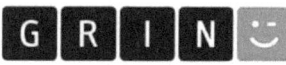